AF197334

Jutta Schütz
wurde in Lebach (Saarland) geboren.

Mit ihrem ersten Bestseller "Plötzlich Diabetes" (2008) gilt die Autorin bei Kritikern als Querdenkerin. 2010 startete sie mit ihren Gesundheitsbüchern ihr Pilotprojekt in Bruchsal und später bei der VHS in Wolfsburg. Schütz schreibt Bücher, die anspornen, motivieren und spezielles Insiderwissen liefern. Sie hat bis heute viele Bücher geschrieben und an anderen Büchern mitgewirkt. Zudem hilft sie als Mentorin und Coach vielen Neuautoren bei der Veröffentlichung ihrer Bücher.

Als Journalistin schreibt sie für viele Verlage und Zeitungen. Ihre Themen sind: Gesundheit, Psychologie, Kunst, Literatur, Musik, Film, Bühne, Entertainment. Weitere Informationen zur Autorin und ihren Büchern findet man in den Verlagen, auf ihrer Webseite sowie im Kultur-Netzwerk.

Mehr Infos finden Sie auf der Webseite:
www.jutta-schuetz-autorin.de
www.die-gruppe-48.net/Funktionstraeger

INHALTSVERZEICHNIS

Jutta Schütz

DEMENZ & ALZHEIMER
besser verstehen

Das langsame Vergessen

© 2018 Autor: Jutta Schütz (2. Auflage)
1. Auflage © 2017
© 2018 Buchsatz, Layout, Buchgestaltung
© 2018 Buchidee: Jutta Schütz
www.jutta-schuetz-autorin.de
E-Mail: info.jschuetz@googlemail.com
© 2018 Cover-Bild: pixabay "ColiNOOB"
© 2018 Herstellung und Verlag:
BoD – Books on Demand, Norderstedt

ISBN: 9783744833776

Bibliografische Information der Deutschen Nationalbibliothek: Die Deutsche Nationalbibliothek verzeichnet diese Publikation in der Deutschen Nationalbibliografie; detaillierte bibliografische Daten sind im Internet über http://dnb.d-nb.de abrufbar.

Die im Buch veröffentlichten Ratschläge wurden von mir sorgfältig geprüft. Eine Garantie kann ich dennoch nicht übernehmen. Ebenso ist die Haftung von mir bzw. des Verlages für Personen-, Sach- und Vermögensschäden ausgeschlossen. Alle Markennamen, Warenzeichen und sonstigen eingetragenen Trademarks sind Eigentum ihrer rechtmäßigen Eigentümer und dienen hier nur der Beschreibung.

FSC
www.fsc.org

MIX
Papier aus verantwortungsvollen Quellen
Paper from responsible sources
FSC® C105338

EINLEITUNG

Häufig spricht man von Alzheimer und meint gleichzeitig auch Demenz.

Es ist wichtig deutlich zu machen, dass die Demenz der Oberbegriff für verschiedene Demenz-Erkrankungen ist – umgekehrt jedoch nicht jede Demenz ein Alzheimer.

Das heißt:

Alzheimer ist eine Form von Demenz.

Die häufigste Form der Demenz ist die Alzheimer-Krankheit (Zirka 60% aller Demenzen sind Alzheimer-Demenz), eine neurodegenerative Erkrankung, die am besten erforscht ist. Sie entsteht im Gehirn durch den Verlust gesunder Nervenzellen. Es gehen in bestimmten Bereichen des Gehirns durch Störungen des Gleichgewichts des Botenstoffs Glutamat Nervenzellen zugrunde.

Der Begriff Demenz ist international im ICD 10 (Internationale Klassifikation der Krankheiten, 10. Revision) einheitlich definiert.

Zirka 1,2 Millionen Menschen leiden in Deutschland an einer Demenz, die Tendenz ist steigend. Wenn man Experten-Prognosen glauben kann, so sind im Jahr 2030 zirka 2,5 Millionen Menschen von der Demenzerkrankung in Deutschland betroffen.

Demenz zeichnet sich durch einen Verlust der kognitiven Fähigkeiten wie Denken, Erinnern und Orientieren aus. Betroffene sind im fortgeschrittenen Krankheitsstadium nicht mehr dazu in der Lage, ihr Leben eigenständig und selbstbestimmt zu führen.

Menschen, die an Demenz leiden, bemerken die Veränderung an sich selbst schnell, aber sie geben diese oft nicht offen zu. Sie entwickelt sich jahrelang unbemerkt - in der Regel vergehen bis zu 10 Jahre, in denen sich das Gehirn kontinuierlich verändert.

Die Erkrankten realisieren im Stadium der leichten kognitiven Beeinträchtigung, dass hier etwas nicht mit ihnen stimmt und fallen in Depressionen bis hin zu Suizidgedanken.

Ursachenforschung

Die Krankheit Alzheimer wurde von dem deutschen Psychiater und Neuropathologen "Alois Alzheimer" (* 14. Juni 1864 in Marktbreit; † 19. Dezember 1915 in Breslau) entdeckt.

Alois Alzheimer stellte am 03. November 1906 in Fachkreisen die "Krankheit des Vergessens: ALZHEIMER" (eine besondere Form der Demenz) vor.

Es war die 37. Versammlung Südwestdeutscher Irrenärzte (Tübingen), vor der Dr. A. Alzheimer das Referat "Über eine eigenartige Erkrankung der Hirnrinde" hält.

Er trug den Fall "Auguste Deter" vor, die nach Jahren schwerer Gedächtnisprobleme in völliger Verwirrtheit am 08 April 1906 in der "Anstalt für Irre und Epileptische" starb.

A. Alzheimer nahm nach deren Tod eine Autopsie an ihrem Gehirn vor und beschrieb dichte Ablagerungen rund um das Äußere der Nervenzellen (Plaques). Er fand im Inneren der Nervenzellen verdrehte Faserbänder (Fibrillen).

Alzheimer Plaques sind Eiweißablagerungen im Gehirn von Alzheimer-Patienten. Diese Ablagerungen führen zum Tod der Nervenzellen – sie lassen die gesamte Hirnsubstanz schrumpfen.

Wissenschaftler gehen davon aus, dass die Ablagerungen giftig sind. Die Neuronen könnten schon lange vor dem eigentlichen Ausbruch der Alzheimerkrankheit geschädigt sein (in einem sehr frühen Stadium der Demenz) – ohne dass die Betroffenen etwas davon spüren.

Man konnte bisher noch nicht ganz abklären, warum es zu diesen krankhaften Ablagerungen kommen kann.

Das Amyloid (Amyloidose ist ein Sammelbegriff für Ablagerungen abnorm veränderter Proteine im Interstitium) entsteht das ganze Leben über. Es ist ein Nebenprodukt eines normalen Stoffwechselvorganges und führt nur als "krankhafte" Plaques zu Schädigungen.

Damit man "Alzheimer Plaques" identifizieren kann, muss entweder eine Hirnbiopsie oder eine PET (Positronenemissionstomographie) durchgeführt werden.

Nicht alle Formen der Demenz sind durch diese Ablagerungen charakterisiert.

Bis heute ist die Demenz/Alzheimer nicht heilbar und die Forscher legen großen Wert auf Prävention und Früherkennung.

Wenn man die "Alzheimer Plaques" schon früh erkennen könnte, dann wäre Alzheimer vermutlich besser vorzubeugen.

ALZHEIMER ist weltweit die häufigste Form von Demenz. Fast jeder Mensch kennt im Kreise seiner Familie und Freunde/Bekannte einen Menschen der von dieser Krankheit befallen ist. Dies hängt mit der steigenden Lebenserwartung zusammen, je älter wir werden, umso höher ist die Chance erste Symptome zu entwickeln.

DEMENZ kann aus einer Vielzahl körperlicher Störungen resultieren. Zum Beispiel durch:

- Infektionen des Gehirns

- Schlaganfall

- Dehydration

- Nährstoffmangel

- Medikamente

Im Falle eines Nährstoffmangels oder einer Infektion des Gehirns könnte es sein, dass sich einige Demenzformen zurückbilden können.

ABER: Zurzeit ist es aber noch nicht möglich, eine Rückbildung der Demenzform "Alzheimer" herbeizuführen. Es gibt aber Medikamente, die das Fortschreiten der Krankheit verlangsamen können.

Der Begriff Demenz ist international im ICD 10 (Internationale Klassifikation der Krankheiten, 10. Revision) einheitlich definiert.

Diagnose
Demenz und Alzheimer

Vor jeder Diagnose und einem Demenz/Alzheimer-Test steht ein Gespräch mit dem Arzt. Hier ist es besonders dann ein Vorteil, wenn die Hausärzte ihre Patienten schon länger kennen. Hausärzte können ihre Patienten gut einschätzen, wie etwa die körperliche und geistige Verfassung ihrer Patienten sich über Jahre verändert haben.

Wenn nun der Verdacht auf Demenz/Alzheimer besteht, sollte das Gespräch mit dem Hausarzt (ist der erste Ansprechpartner) besonders ausführlich ausfallen.

Wenn sich der Verdacht auf eine Demenz/Alzheimer erhärtet, wird der Hausarzt den Patienten an Spezialisten weiter vermitteln. Von selbst durchgeführten Demenz-Tests wird abgeraten.

Es ist immer noch sehr schwierig, die Diagnose Demenz und Alzheimer zu stellen. Es können zwar bestimmte Symptome sowie der Verlauf der Beschwerden auf Demenz und Alzheimer hinweisen, aber das braucht viel Zeit.

Bei der Diagnosestellung müssen unbedingt ähnliche Krankheitszeichen ausgeschlossen werden.

Zum Beispiel ist die Diagnose "Alzheimer" eine so genannte Ausschlussdiagnose. Es gibt Ausnahme-Fälle, die auf bestimmte Veränderungen am Erbgut der Betroffenen zurückgeführt werden können. Diese sind durch einen genetischen Test nachzuweisen. Sie machen aber nur weniger als 5 Prozent aller Fälle aus.

Es gibt keinen verlässlichen Labortest auf Alzheimer. Um den Verdacht auf Demenz zu bestätigen, sind auch andere Untersuchungen notwendig. Neurologen oder Psychiater können schon bei leichten Symptomen herausfinden, ob der Patient tatsächlich an Demenz leidet oder ob es andere Ursachen gibt.

Der Arzt wird sich nicht darauf beschränken, mit dem Betroffenen selbst zu sprechen – er wird auch Angehörige befragen. Dies ist wichtig, da Demenzkranke sich eventuell nicht mehr richtig an den Krankheitsverlauf erinnern können.

Auch ein NICHT-Erkrankter "Demenz oder Alzheimer" verlegt einmal seinen Hausschlüssel oder vergisst Namen. Die "allgemeine" Vergesslichkeit ist normal und mit zunehmendem Alter ist es normal, dass wir etwas langsamer werden. Wenn man sich jedoch häufig nicht mehr erinnern kann "was gerade erst passiert ist", könnte dieses Vergessen ein erstes Anzeichen für Alzheimer sein.

Die beginnende Vergesslichkeit lässt sich Monate und manchmal auch Jahre ignorieren und überspielen. Es schadet aber mehr, als es nützt, denn eine frühe Behandlung ermöglicht es, länger selbstständig und selbstbestimmt zu leben.

Bei bestimmten Anzeichen, wie häufigem Vergessen, sollte man sich seinem Hausarzt anvertrauen.

Neuropathologen und Gerichtsmediziner sind der Meinung, dass die Diagnose "Alzheimer" erst durch eine mikroskopische Untersuchung des Gehirns "nach dem Tod" mit hundertprozentiger Sicherheit gestellt werden kann. Es gibt zahlreiche Möglichkeiten, eine klinisch wahrscheinliche Alzheimer/Demenz bei Patienten diagnostisch einzukreisen oder aber auch auszuschließen.

Warnsignale erkennen

Ich möchte an dieser Stelle hinweisen, dass dieser kleine Ratgeber NICHT den Arzt ersetzt!

Sollte der Verdacht bestehen, dass Sie oder ein Angehöriger (Freund, Bekannter, Arbeitskollege) vielleicht an der Krankheit Demenz/Alzheimer leidet, so empfehlen Sie ihm auf jeden Fall auch einen Arztbesuch.

Selbsttest oder dieses Buch ersetzen nicht den Arztbesuch.

Demenzerkrankungen wie "Alzheimer" entwickeln sich meistens über Jahre.

Bei Demenzerkrankten nimmt nicht nur die Erinnerung ab, sondern auch die Fähigkeit, Zusammenhänge klar zu erfassen. Ihr Verhalten ändert sich grundlegend.

Wenn ein Mensch Anzeichen zeigt, an Demenz/Alzheimer zu leiden, führen Fachärzte umfassende Untersuchungen durch.

Die Diagnose fordert umfassende körperliche und geistige Untersuchungen. Die Ärzte fahnden bei Analysen von Blut und Gehirnflüssigkeit nach Hinweisen auf die Alzheimer-Erkrankung. Oder ob eine andere behandelbare Ursache für die Probleme verantwortlich ist.

Im Anfangsstadium zeigen die Patienten: Vergesslichkeit, Orientierungsschwierigkeiten sowie Sprachbeeinträchtigungen. Plötzlich fehlen dem Betroffenen die Worte und er greift zu Ersatzbegriffen, um etwas zu beschreiben. Wochentage und Tageszeit werden verwechselt.

Die Vergesslichkeit hat Auswirkungen auf die Arbeit und das tägliche Leben. Sie vergessen ab und an Namen und Termine. Wenn sich diese Vorfälle häufen und treten dazu noch unerklärliche Verwirrtheitszustände auf, kann dies ein Zeichen für eine Verminderung der Gedächtnisleistung sein.

Betroffene haben Mühe, komplexe Zusammenhänge zu verstehen wie zum Beispiel eine Mahlzeit zu kochen, wie man einfache Elektrogeräte bedient oder Einkäufe erledigt. Bereits Gesagtes wird mehrfach wiederholt, Erlebtes oder Verabredungen werden vergessen. Auch das Ablesen einer Uhr geht nicht mehr.

Es folgen:

- Nachlassen von Rechen- und Problemlösungsfähigkeit

- Erkennungsstörungen

- Steigende Vergesslichkeit (Medikamente einnehmen, Geburtstagen)

- Handfertigkeitsstörung (sich selbst Ankleiden, Haushalt führen)

- Desorientierung (Ort und Zeit)

- Vernachlässigung der Hygiene

- Wahnvorstellung

Im Anfangsstadium ist die selbstständige Lebensführung zwar bereits eingeschränkt, aber dennoch möglich. Es wird erst problematisch, wenn bereits einfache Alltagsaufgaben nicht mehr gemeistert werden können (Körperpflege, Anziehen). Ab dieser Stufe sind die Betroffenen auf Hilfe angewiesen. Im schweren Stadium sind die kognitiven Funktionen der Erkrankten so weit eingeschränkt, dass von ihnen "einfache Gedankengänge" nicht mehr nachvollzogen werden können.

Im schweren Stadium folgen:

- Mangelnde Orientierung

- Sprachzerfall (Satzbildung kaum mehr möglich)

- Erkennungsstörungen

- Agnosie (Angehörige werden kaum oder nicht mehr erkannt)

- Inkontinent

Im Anfangsstadium, wenn eine oder mehrere Verhaltensänderungen auftreten, bedeutet das nicht immer, dass eine Alzheimer-Krankheit vorliegt. Sogenannte Einschränkungen der geistigen Leistungsfähigkeit und Minderungen der Alltagsbewältigung können viele andere Ursachen haben.

Zum Beispiel:

- Durchblutungsstörungen des Gehirns
- Schilddrüsenunterfunktion
- Depression
- Burnout-Syndrom (Stress, Überforderung)
- Drogen
- Alkohol
- Magersucht
- Mangelernährung
- Nebenwirkungen von Medikamenten
- Schlafmangel
- Wechseljahre
- ADHS
- Creutzfeldt-Jakob-Krankheit

Symptome der Konzentrationsstörung sind:

- Schwierigkeiten beim Denken

- Probleme mit dem Merken

- Vergesslichkeit

- Zerfahrenheit

- Wortfindungsstörungen

- Können nicht lange bei einer Sache bleiben

- Sind schnell abgelenkt

- Finden nur schwer zur Sache/Projekt zurück

- Ihre Leistungsfähigkeit lässt nach

- Gereiztheit

- Körperliche Unruhe

- Nierenschwäche

Die Diagnose der Konzentrationsstörung wird durch spezielle psychologische Testverfahren durchgeführt.

Auch junge Menschen können an Demenz erkranken

Es gibt auch Menschen, die bereits deutlich vor dem 65. Lebensjahr an einer Demenz erkranken.

In jungen Jahren sind die Demenzen sehr ungewöhnlich und die Diagnose ist oft lang und schwierig. Wenn jüngere Menschen an Erinnerungslücken leiden, wird selten an Demenz gedacht, doch auch sie können an Alzheimer erkranken.

Die Betroffenen fallen völlig aus ihrem Alltag, denn sie stehen oft noch im Berufsleben und sind in feste Terminpläne eingebunden. Familie, Freunde und Kollegen denken nicht direkt an diese Krankheit, wenn sich das Verhalten der Erkrankten verändert.

Diese frühe Demenz hat auch tiefgreifende Auswirkungen auf die Ehe/Partnerschaft und Kinder. Plötzlich wird die gemeinsame Lebensplanung umgeworfen und der Partner wird vom anderen abhängig.

Je nach Alter der Kinder, ist es schwierig zu verstehen, wenn ein Elternteil an einer Demenz erkrankt. Sie brauchen hier Unterstützung, um zu lernen, wie sie damit umgehen können.

Hier ist eine therapeutische Betreuung sehr sinnvoll.

Junge Demenzerkrankte und Angehörige haben meist andere Bedürfnisse als ältere Demenzerkrankte. Leider gibt es bis heute noch keine dafür spezialisierte Hilfen und Unterstützungsmöglichkeiten.

Der jüngste Patient soll Ende 20 sein und die Erkrankung durch eine bestimmte Genkonstellation ausgelöst worden sein.

Siehe Quelle:

http://www.aerztezeitung.de/medizin/krankheiten/demenz/article/882871/tragisches-schicksal-demenz-ende-20.html

Zitat aus dem Artikel: Ärzte Zeitung online, 16.04.2015 - © Thomas Müller

Es begann mit Verhaltensauffälligkeiten: Der 28-Jährige kaufte Dinge, die er sich nicht leisten konnte, und machte bei der Arbeit immer mehr Fehler. Doch erst die achte Diagnose war die richtige: Demenz.

Frontotemporale Demenz

Bei der Frontotemporalen Demenz (FTD), früher auch als "Picksche Krankheit" (Pick-Krankheit) genannt, handelt es sich um eine meist vor dem 60. Lebensjahr auftretende neurodegenerative Erkrankung im Stirn- bzw. Schläfenlappen des Gehirns.

Der vorderste Teil des Gehirns ist der Stirnlappen und dieser nimmt ungefähr 30 Prozent der Hirnmasse ein. Die Frontotemporale Demenz betrifft den Stirnlappen und ist für das Absterben des Hirngewebes verantwortlich.

Bei dieser Form der Demenz steht zunächst nicht die Beeinträchtigung von Gedächtnisleistungen im Vordergrund – sondern eine fortschreitende Veränderung der Persönlichkeit und der sozialen Verhaltungsweisen.

Das heißt, dass die FTD klinisch durch Änderungen in der Persönlichkeit charakterisiert ist und in einem späteren Stadium durch den Verlust kognitiver Funktionen.

In der Genforschung hat man bereits festgestellt, dass ein Defekt des Chromosoms 17 ursächlich für FTD verantwortlich ist.

Chromosom 17

Das Chromosom 17 ist eines von 23 Chromosomen-Paaren des Menschen (menschliches Erbgut). Zum Beispiel hat ein normaler Mensch in den meisten seiner Zellen zwei weitgehend identische Kopien dieses Chromosoms, es liegt also in zweifacher Ausführung vor (diploider Chromosomensatz).

Nur in den Keimzellen kommt jeweils ein Exemplar von Chromosom 17 vor.

Es umfasst 78,8 Millionen Basenpaare. Diese Basenpaare stellen die kleinste Informationseinheit auf molekularbiologischer Ebene dar.

Die Molekularbiologie beschäftigt sich mit dem Verständnis von Genen und Proteinen und mit der Verarbeitung sowie Weitergabe von Informationen in Lebewesen und den molekularen Erklärungen für biologische Vorgänge.

In 10 bis 20 Prozent aller Fälle ist die Frontotemporale-Demenz die dritthäufigste Ursache für Demenzen nach Morbus Alzheimer sowie vaskulärer Demenz. Da diese Krankheit selbst bei Ärzten wenig bekannt ist, bekommen Betroffene häufig eine falsche Diagnose wie zum Beispiel: Depressionen, Schizophrenie oder Parkinson.

Parkinson-Demenz

Die Parkinson-Demenz ist anders als die Alzheimer. So kommt es bei Parkinson-Demenz zunächst nicht zu einer Beeinträchtigung des Gedächtnisses.

Die Mediziner bezeichnen "Parkinson-Demenz" als ein demenzielles Syndrom, das bestimmte Voraussetzungen erfüllt.

So gehört dazu, dass das demenzielle Syndrom schleichend beginnt und langsam fortschreitet. Auch müssen mindestens zwei kognitive Funktionen (Sprache, Gedächtnis, Aufmerksamkeit) beeinträchtigt sein, damit die Diagnose "Parkinson-Demenz" gestellt werden kann.

Aktuelle Untersuchungen haben gezeigt, dass zirka 40 Prozent der Parkinson-Patienten im Verlauf ihrer Krankheit eine Demenz entwickeln (Durchschnittsalter von Patienten mit Parkinson-Demenz liegt zirka bei 72 Jahren). Von den über 75-jährigen ist zirka die Hälfte der Parkinson-Patienten an Demenz erkrankt.

Hauptsymptome der Parkinson-Krankheit sind die chronische Verlangsamung aller Bewegungsabläufe, einer Unfähigkeit neue Bewegungen zu initiieren und einer Störung der Feinmotorik. Der Gang der Patienten ist vornübergebeugt und kleinschrittig, die Mimik wirkt starr und ausdruckslos.

Die Parkinson-Krankheit wird durch einen Mangel an Dopamin ausgelöst. Das ist ein Botenstoff im Gehirn. Er ist von zentraler Bedeutung für die ordnungsgemäße Steuerung von Bewegungsabläufen.

Dopamin (Neurotransmitter) ist eine Art Hormon. Es leitet Signale zwischen Neuronen weiter und sorgt so für die Steuerung sowohl körperlicher als auch geistiger Bewegung.

Dopamin ist für eine Vielzahl von Körperreaktionen verantwortlich:

- Feinmotorik

- Körperbewegung

- Wohlbefinden

- Psychischer Antrieb

- Lebensfreude

- Konzentration

- Mut

- Vergnügen

Dopamin ist in ständiger Wechselwirkung mit dem eher dämpfend-entspannend wirkenden Serotonin.

Wie bei allen Formen der Demenz ist auch die Parkinson-Demenz noch nicht heilbar.

Es gibt Therapiemöglichkeiten, die die Beschwerden lindern und das Fortschreiten der Demenz verzögern können.

Die Parkinson-Medikamente sollten so angepasst werden, dass Medikamente, die tendenziell die Demenz verstärken können, durch andere Medikamente ersetzt werden.

Verschiedene Demenzformen

Die Alzheimer-Demenz ist nur eine von vielen unterschiedlichen Formen der Erkrankung. Man unterscheidet grundsätzlich "primäre" und "sekundäre" Formen der Demenz.

Alzheimer-Krankheit

Es leben in Deutschland "nach den Angaben der Alzheimer Initiative Forschung e.V." zirka 1,2 Millionen Menschen mit der Alzheimer-Erkrankung.

Charakteristisch sind Eiweißablagerungen zwischen und in den Nervenzellen im Gehirn, die schließlich zum Absterben führen. Man weiß heute, dass die Gedächtnisstörungen durch die langsame Reduzierung von Nervenzellen ausgelöst werden.

Sogenannte Beta-Amyloid-Proteine können vom Körper nicht abgebaut werden, sie verklumpen und lagern sich zwischen den Nervenzellen ab. Zum anderen gibt es das Tau-Protein. Dieses befindet sich im Inneren der Nervenzellen und sorgt bei einem gesunden Gehirn für Stabilität und Informationsaustauch.

Das Tau-Protein (Eiweiß) ist bei Alzheimer hingegen fehlerhaft. Es bildet kleine Faserbündel (Tau-Fibrillen) und den Zellen fehlt dadurch der nötige Halt, sie sterben ab.

Viele Betroffene leiden unter Störungen des Gedächtnisses wie zum Beispiel beim Rechnen, einem eingeschränkten Erinnerungsvermögen und einer veränderten Wahrnehmung.

Der Patient verändert sein Verhalten, hat Schwierigkeiten bei der Orientierung, verliert die Fähigkeit, sich zu artikulieren und verändert die Persönlichkeit. Außerdem leidet er unter Angstzuständen und Verstimmungen.

Es leiden etwa 70 Prozent der Demenz-Kranken unter Alzheimer-Demenz.

Weltweit sind rund 45 Millionen Menschen an Demenz erkrankt und es kommen jedes Jahr zirka 300.000 Betroffene hinzu (In Deutschland sind es 1,6 Millionen Menschen). Es gibt immer noch kein Heilmittel und nicht alle Ursachen sind bekannt (erforscht).

Es gibt zahlreiche Ursachen für eine Demenz, die insgesamt jedoch seltener sind. Dazu gehören neurologische Erkrankungen wie zum Beispiel:

- die Creutzfeldt-Jakob-Erkrankung
- eine Stoffwechsel-Erkrankung
- Infektionen des Gehirns
- Schädel-Hirn-Verletzungen
- Vergiftung durch Medikamente
- Vitaminmangel

Depressionen, Geschwulste oder eine Abfluss-Störung der Hirn-Rückenmarksflüssigkeit können ebenfalls für demenzielle Symptome verantwortlich sein.

Zum Beispiel ist das "Korsakow-Syndrom" eine Folge von jahrelangem und übermäßigen Alkohol-konsums (muss aber nicht immer so sein.

Mediziner verstehen unter dem "Korsakow-Syndrom" eine Form der Gedächtnisstörung (Amnesie). Diese zählt zu den psychischen Störungen.

Schon im alten Rom wurde von dementia gesprochen, wenn ein Mensch nicht bei Verstand war. In der jetzigen Zeit ist der Begriff "Demenz" der Oberbegriff für zirka 50 Krankheiten, die häufigste davon heißt Alzheimer.

Nur der Arzt kann durch einige Untersuchungen und Tests feststellen, an welcher Form der Demenz der Betroffene leidet. Es geht dabei ebenso um die kognitive Leistungsfähigkeit wie um verändertes Verhalten in Alltagssituationen und grundlegende Änderungen der Persönlichkeit.

Vaskuläre Demenz

Sie ist die zweithäufigste Demenzform.

Von der Vaskulären Demenz spricht man, wenn das Gehirn nicht ausreichend durchblutet wurde. Die Nervenzellen wurden über einen längeren Zeitraum hinweg ungenügend mit Sauerstoff versorgt.

Bei zirka jedem fünften Demenzbetroffenen, liegt die Ursache in Durchblutungsstörungen. Verantwortlich für diese Durchblutungsstörungen sind kleine Schlaganfälle (krankhafte Veränderungen der Gefäße). Viele Betroffene wirken verwirrt. Es fällt ihnen schwer, zusammenhängend zu reden, aufmerksam zuzuhören und sich zu orientieren. Diese Symptome treten oftmals früher sowie auch hefiger auf als bei der Alzheimer-Krankheit – dagegen kann das Gedächtnis bei einer vaskulären Demenz länger erhalten bleiben. Oftmals merken die betroffenen Personen gar nicht selbst, dass sie zum Beispiel einen Mini-Schlaganfall hatten.

Diese sind besonders tückisch, denn sie können sich mehrmals wiederholen. Sie treffen unterschiedliche Regionen des Gehirns und verursachen "statt eines großen Schadens" möglicherweise "viele kleine Schäden". Die Patienten wirken einmal verwirrt, dann wieder sind sie klar. Aus diesen Gründen werden die Symptome häufig ignoriert und es wird auf das Alter geschoben.

Es können aber auch andere Gefäßveränderungen die Ursache für eine vaskuläre Demenz sein:

- Herzerkrankungen

- Bluthochdruck

- Diabetes mellitus (Zuckerkrankheit)

- Hoher Cholesterinspiegel

- Starkes Übergewicht

- Alkoholmissbrauch

- Tabakmissbrauch

- Bewegungsmangel

Heilbar ist die vaskuläre Demenz nicht und sie sollte möglichst früh behandelt werden.

Lewy-Körperchen-Demenz

Sie wird auch "Lewy-Body-Demenz" genannt.

Diese Demenz-Form ähnelt der Alzheimer-Krankheit. Die Nervenzellen in der Großhirnrinde und im Hirnstamm werden zerstört.

Die Bildung des Nervenbotenstoffs "Dopamin" ist, ähnlich wie bei der Parkinson-Erkrankung, verringert. In den Nervenzellen des Gehirns werden Eiweißreste abgelagert. Diese werden nicht richtig abgebaut.

Friedrich Lewy (Nervenarzt, Forscher, Pathologe und Mitarbeiter von Alois Alzheimer) beschrieb erstmalig die Krankheitssymptome, die heute Lewy-Körperchen heißen. Bei dieser Form leiden die Betroffenen häufig schon in der frühen Phase unter optischen Halluzinationen. Diese sind sehr detailreich und kehren häufig wieder.

Bei "optischen Halluzinationen" werden NICHT vorhandene optische Objekte wahrgenommen wie zum Beispiel: Menschen, Tiere, Lichtblitze, Funken, Gegenstände.

Betroffene zeigen zudem auch sehr starke Schwankungen in ihrer Aufmerksamkeit und ihrem Konzentrationsvermögen. Je nach Tagesform können diese unterschiedlich ausfallen.

Es können auch andere "Parkinson-ähnliche Symptome" auftreten:

- Zittern der Hände in Ruhe

- Erhöhte Muskelspannung

- Muskelsteifigkeit

- Langsame Bewegungen

Die Lewy-Körper-Demenz kann bereits vor den Bewegungsstörungen auftreten (anders als bei Parkinson) und schreitet rascher fort als die Parkinson-Demenz.

Für alle Menschen, die krank sind, egal ob Demenz oder zum Beispiel Multiple Sklerose und Co. ist es sehr wichtig, Wertschätzungen zu erfahren.

Und für Menschen mit Lewy-Körperchen-Demenz ist es besonders wichtig. Sie verbinden mit Erinnerungen an Ereignisse und Personen aus ihrer früheren Lebensgeschichte angenehme Gedanken und ein Gefühl von Sicherheit. Diese Erinnerungen sind häufig noch sehr gut erhalten.

Durch ein wertschätzendes Verhalten im Umgang mit Betroffenen, die an dieser Form der Demenz erkrankt sind, kann die Lebensqualität unterstützt und gefördert werden.

Das ist bei dieser Demenzform noch wichtiger als bei einer Alzheimer-Demenz, da diese Form noch nicht so bekannt ist.

Heilbar ist die Lewy-Körperchen-Demenz derzeit noch nicht und diese Form lässt sich erst nach dem Tod eines erkrankten Menschen durch mikroskopische Untersuchung nachweisen.

Die Ärzte benötigen bei der Behandlung viel Fingerspitzengefühl.

Parkinson-Demenz

Erklärung siehe Seite 24

Creutzfeldt-Jakob-Krankheit

Die Creutzfeldt-Jakob-Krankheit (CJK) ist eine tödlich verlaufende Erkrankung des Gehirns (Nervensystem). Die Nervenzellen sterben ab und die Patienten leiden schnell an einer fortschreitenden Demenz. Das Hirngewebe verändert sich schwammartig-löchrig (spongiform).

Beschrieben wurde die Creutzfeldt-Jakob-Krankheit erstmals 1920 von den Neurologen Hans-Gerhard Creutzfeldt und Alfons Maria Jakob. 1922 wurde die Bezeichnung "Creutzfeldt-Jakob-Krankheit" eingeführt. Sie ist eine sehr seltene Erkrankung (zirka 2 Fälle pro 1 Million Einwohner).

Creutzfeldt-Jakob-Krankheit zählt zu den sogenannten übertragbaren, schwammartigen Gehirnerkrankungen (Transmissible spongiforme Enzephalopathien, TSE). Das Hirngewebe lockert sich und das Gehirn verliert nach und nach seine Funktion.

Gemeinsam mit den Tierkrankheiten "BSE (Bovine Spongiforme Enzephalopathie)" beim Rind sowie beim Schaf "Scrapie (Traberkrankheit)" zählt diese Erkrankung "CJK" zu den sogenannten spongiformen Enzephalopathien.

Symptome der Creutzfeldt-Jakob-Krankheit:

- Konzentrationsstörung

- Unkoordinierte Bewegung

- Verwirrtheit

- Wahnvorstellung

- Halluzination

- Depression

- Persönlichkeitsveränderung

- Veränderter Wahrnehmung

- Apathie

- Myoklonie (Unwillkürliche Muskelzuckung)

- Chorea (Unkontrollierbare Muskelbewegung)

- Rigor (Muskelsteifigkeit)

- Empfindungsstörung

- Gleichgewichtsstörung

- Sehstörung

Das wichtigste Symptom bei dieser sporadischen Krankheit ist die Demenz, die erst später im Verlauf der Krankheit auftritt.

Die CJK wird wie alle "spongiformen Hirnentzündungen" durch infektiöse Eiweißpartikel (sogenannte Prionen) ausgelöst.

Prionen kommen im Gehirn in "gesunder" Form regelmäßig vor.

Durch einen Mechanismus (noch nicht ganz geklärt) kann es passieren, dass ein "krankmachendes" Prion seine Struktur an ein gesundes Prion überträgt und dieses gesunde Prion ebenfalls krankhaft verändert.

Es ist wie ein Schneeballsystem (Lawineneffekt), diese Prionen sind dann in der Lage, weitere Prionen krankhaft zu verändern. Diese lagern sich in Nervenzellen ab und verklumpen. Es führt zum Absterben von Nervenzellen und Hirngewebe.

Dieses Absterben (fadenförmige Eiweißablagerungen) lassen das Gehirn löchrig wie einen Schwamm erscheinen und das Hirngewebe verliert nach und nach mehr Funktionen. Es kommt bis zur völligen Leistungsunfähigkeit.

Die klassische CJK wird unter anderem durch infektiöses Material wie Hirnhaut- oder Augenhornhauttransplantate sowie nicht sterile chirurgische Instrumente übertragen, oder sie ist erblich bedingt. Siehe auch BSE-Skandal der 90iger-Jahre.

Korsakow-Syndrom

Das Korsakow-Syndrom (amnestisches Syndrom) tritt manchmal als Defektzustand nach einer Infektion (Enzephalitis) und einem Trauma (schwere Kopfverletzung) auf. Die Symptome können auch nach jahrelangem Alkoholmissbrauch sowie bei einer Mangelernährung (Magersucht) auftreten.

Zu den typischen Symptomen zählen Gedächtnisstörungen und Orientierungsprobleme. Es ist die Folge eines Vitamin-B-Mangels (insbesondere Vitamin B1 und Thiamin).

Der Betroffene verliert die Fähigkeit, neue Informationen zu speichern (sogenannte anterograde Amnesie). Er entwickelt gleichzeitig die Tendenz, die entstehenden Gedächtnislücken sowie Orientierungsstörungen mit frei erfundenen Geschichten zu füllen. Das nennt man "sogenannte Konfabulation".

Dem Patienten ist dieses Vorgehen nicht bewusst, so dass es sich bei den Konfabulationen nicht um bewusstes Täuschen (oder Lügen) handelt.

Das Korsakow-Syndrom ist Ausdruck einer schweren, chronischen Schädigung des Gehirns Diese betrifft vor allem Hirnregionen, die für die Gedächtnisbildung und die Regulierung der Emotionen zuständig sind. Dadurch sind viele Betroffene auch in ihrer Emotionalität verändert und wirken mitunter "distanzlos" oder "unangemessen heiter".

Eine selbstständige Lebensführung ist nicht mehr möglich. Es bestehen ausgeprägte Beeinträchtigungen der Alltags- sowie Sozialkompetenz.

Es kann zu einer leichten Verbesserung kommen durch eine dauerhafte Alkoholabstinenz und dem Einsatz bestimmter Vitamine.

Wenn man einem Menschen "die am Korsakow-Syndrom leidet" begegnet, wird man auf den ersten Blick vielleicht nicht bemerken, dass er krank ist. Beim kurzen Smalltalk zeigen sich nicht unbedingt Auffälligkeiten.

Das Thiamin ist ein Cofaktor (auch Kofaktor). Cofaktor (Biochemie) steht als Überbegriff für verschiedene Moleküle und Molekülgruppen, die für die Funktion von bestimmten Enzymen unerlässlich sind.

Die wichtigsten Krankheitszeichen sind Gedächtnisstörungen, die sich zusammensetzen aus: Anterograde Amnesie und Retrograde Amnesie.

Anterograde Amnesie: Neu erlernte oder erlebte Dinge können sich die Erkrankten nicht mehr behalten.

Retrograde Amnesie: Ältere Fakten und Erlebnisse werden schnell wieder vergessen.

Der Mediziner "Sergej Korsakow" beschrieb diese Krankheit im Jahr 1887 im Rahmen einer Studie.

Ganser-Syndrom oder Pseudodemenz

Das Ganser-Syndrom ist ein Krankheitsbild aus der Psychiatrie. Es wird auch als Pseudodemenz, Pseudodebilität oder hysterischer Dämmerzustand bezeichnet.

Es ist ein seltenes psychiatrisches Störungsbild. Gekennzeichnet ist es durch unstimmige und falsche Antworten auf einfache Fragen. Es wird nach ICD-10 den dissoziativen Störungen (Konversionsstörungen) zugeordnet.

Erstmals wurde die Krankheit im Jahr 1897 von dem deutschen Psychiater Sigbert Josef Maria Ganser (* 24. Januar 1853 in Rhaunen, † 4. Januar 1931) beschrieben.

Das Ganser-Syndrom kann mit anderen psychischen Störungen oder mit einer Demenz verwechselt werden. Die Betroffenen werden für verrückt oder dumm gehalten und werden dementsprechend behandelt. Dadurch kann es zu schulischem und beruflichem sowie auch sozialem Versagen kommen.

Der nach "Ganser" genannte Dämmerzustand kann auch schon bei Jugendlichen auftreten. Die Behandlung des Ganser-Syndroms ist oft sehr schwierig, es gibt Versuche mit Verhaltungstherapien.

Beim Ganser-Syndrom besteht der Wunsch "als geisteskrank" oder "unzurechnungsfähig" betrachtet zu werden. Dieses Syndrom wurde erstmals bei Strafgefangenen unter psychischer Belastung beschrieben.

Ein Vorbei-Antworten auf einfache Fragen ist typisch für die Patienten. So wird extra falsch geantwortet zum Beispiel auf eine Frage wie:

- 4 plus 5 sind 10

- das Gras ist blau

- Welcher Tag ist heute? Sommer

Die Frage wird zwar verstanden, da ja in der richtigen Kategorie geantwortet wird, aber bewusst oder unbewusst falsch beantwortet. Es sind besonders junge Männer (bis mittleren Alters) betroffen.

Wenn im Einzelfall die Abgrenzung zur Simulation schwierig bleibt, so wird das "Ganser-Syndrom" heute als "nosologische Entität" aufgefasst.

Nosologie (Krankheitslehre) ist die Lehre von der medizinischen Einteilung der Erkrankungen und war zeitweise ein Teilgebiet der Pathologie und umfasst systematisch alle Methoden der Erforschung und Erkennung von Diagnosen (Krankheitsprozessen).

Das Ganser-Syndrom fällt unter "ICD-10 und DSM IV" (Klassifikationssysteme) unter "dissoziative Störungen.

Ist das Ganser-Syndrom Trugbild oder Krankheit?

Es ist in Fachkreisen umstritten, ob es sich um eine "psychische Störung im Sinne eines psychogenen Dämmerzustandes" oder um eine "Täuschung" handelt.

Das Ganser-Syndrom wird heute unter den dissoziativen Störungen (ICD-10: F44) subsumiert. Es kann schwierig sein, das Syndrom von einer Simulation zu unterscheiden. Als Vollbild ist das Syndrom klinisch sehr selten anzutreffen.

Das Störungsbild sowie auch seine Abgrenzung ist verschwommen, es gibt erhebliche Grauzonen.

Wie fühlt sich Demenz an?

Für Nicht-Betroffene ist es schwer nachvollziehbar, was es bedeutet, langsam seinen Verstand zu verlieren. Für die Betroffenen ist es ein Zustand, der meist von Angst und Verwirrung geprägt ist.

Das Gefühl, welches der Erkrankte hat, könnte man mit einem Barfußparcour (Gehstrecke) vergleichen.

Ein Barfußparcour ist ein Weg aus verschiedenen Materialen. Dieser Weg sollte mit verbundenen Augen bewältigt werden. Durch das Barfußlaufen können besondere Sinneseindrücke erlebt werden.

Wenn ein Nicht-Betroffener nun mit verbundenen Augen diesen Barfußparcour geht, ist dieser unvorbereitet was er zu spüren bekommt. Die Helfer geben bestimmte Anweisungen, wie weit die Schritte sein sollen.

Es ist mal angenehm für seine Füße, mal unangenehm. Es machen sich Gefühle der Ohnmacht breit "auf andere" angewiesen zu sein. Man muss seinen Mitmenschen schon sehr vertrauen, wenn man zum Beispiel nichts mehr sieht, oder nicht mehr Herr seiner Sinne ist.

Spielen Sie einmal den Hilflosen und lassen sich von einem Angehörigen oder Freund helfen beim Füttern, Waschen, Anziehen oder vielleicht auch sogar auf die Toilette bringen.

Wenn Ihnen schon bei der bloßen Vorstellung ängstlich wird, werden Sie nachempfinden können, wie sich ein hilfloser Demenz-Kranker fühlen muss.

Es kann Ihnen niemand mit Sicherheit sagen, wie das Denken funktioniert oder auch nicht funktioniert. Die Gefühle werden bei dementen Menschen sowie auch bei jedem anderen Menschen bleiben und zwar bis zum Tod. Vielleicht können die Gefühle bei den Betroffenen nicht mehr richtig zum Ausdruck gebracht werden oder sie werden schlicht missverstanden.

Demente Menschen haben auch weiterhin ihre ganz natürlichen Bedürfnisse nach Liebe, Zärtlichkeiten, Nähe, Hunger, Durst, Wärme, Kälte und mehr. Sie können es vielleicht nicht mehr so richtig zum Ausdruck bringen.

Zum Beispiel befinden sich Alzheimer-Patienten gefühlt und gedanklich irgendwann und irgendwo in ihrer Kindheit.

Man sollte niemals einem Betroffenen mit Vorwürfen begegnen. Zum Beispiel, wenn der Erkrankte einen nicht mehr erkennt, sollte man ihm nicht sagen: "ich bin es doch, weißt du das denn nicht?".

Man hilft dem Demenz-Kranken mehr, wenn man ihn nicht ständig über die Realität belehrt. Man sollte ihm das Gefühl vermitteln, in seiner Welt verstanden zu werden.

Der Betroffene wählt oft Zeiten aus (in der Vergangenheit), in denen er sich besonders geliebt, geborgen und anerkannt fühlte.

Die Demenz beeinflusst den ganzen Menschen sowohl durch kognitive Einschränkungen als auch durch den Verlust seiner Identität (Biografie).

Kinder-Demenz

Wir hören DEMENZ und denken an alte Menschen. Es gibt aber auch Kinder, die dement werden.

Die Kinder-Demenz ist der Überbegriff für 13 verschiedene Krankheiten, die eines gemeinsam haben: Ihr Gehirn wird durch diese Krankheiten so stark geschädigt, dass die Patienten meist sehr schnell ihre geistigen und motorischen Fähigkeiten verlieren.

Die Kinder-Demenz (juvenile Form) ist unheilbar und wird rein palliativ behandelt.

Bei der Kinder-Demenz (NCL) handelt es sich um eine seltene Krankheit. Es gibt zirka 5.000 bis 8.000 verschiedene seltene Erkrankungen, die nicht jeder kennen kann, selbst Ärzte/Fachleute nicht.

Man kann überhaupt nichts tun, um diese Kinder zu heilen, trotzdem ist die Lebenserwartung unterschiedlich (zwischen 20 und 30 Jahren).

Als "juvenil" bezeichnet man das Entwicklungsstadium von Kindern und Jugendlichen in der Biologie (Medizin).

Die Kinder-Demenz (NCL für Neuronale-Ceroid-Lipofuszinose) ist eine Stoffwechselkrankheit (Gruppe der lysosomalen Speicherkrankheiten), die das zunehmende Absterben von Nervenzellen zur Folge hat. Es kommt zu geistigem Abbau, Bewegungsstörungen, Erblindung, epileptischen Anfällen und einem frühen Tod. Es lässt sich die Speicherung von wachsartigem Ceroid-Lipofuszin in allen Geweben des Körpers feststellen (bei allen NCL-Formen).

Es gibt eine sehr seltene adulte NCL-Form, die autosomal-dominant vererbt wird (siehe Link).

Alle anderen bisher bekannten NCL-Formen werden autosomal-rezessiv vererbt.

Quelle:
https://www.sciencedirect.com/science/article/pii/S0925443915001544

"adult onset NCL caused by mutations in CLN4/DNAJC5 is dominantly inherited in all families described"

Die einzelnen NCL-Formen werden durch Mutationen (Veränderungen) in völlig verschiedenen Genen verursacht. Die Zahl der bekannten Gene, die NCL verursachen können, ist in den letzten Jahren sehr gewachsen.

Das für die juvenile NCL verantwortliche Gen (CLN3) liegt auf Chromosom 16.

Weil das für den natürlichen Stoffwechsel erforderliche Protein defekt ist, führt die Genmutation dazu, dass sich in den Nervenzellen ungewöhnliche fettähnliche Substanzen ansammeln. Die Zelle kann von Schadstoffen der alltäglichen Energieproduktion nicht gereinigt werden. Sie verdreckt und stirbt ab.

Weitere Infos finden Sie auf der Webseite:

NCL-Stiftung "FÜR EINE ZUKUNFT OHNE KINDERDEMENZ"

https://www.ncl-stiftung.de/

Holstenwall 10, 20355 Hamburg

Die NCL-Stiftung investiert seit dem Jahr 2002 in die Erforschung der tödlichen Kinderdemenz NCL. Die Stiftung möchte die Ursachen besser verstehen lernen und Therapien entwickeln, um die Kinderdemenz in Zukunft heilen zu können.

Auf der Webseite der NCL-Stiftung können Sie sich intensiv über die Krankheit, das Leben mit NCL und über den aktuellen Forschungsstand informieren.

Wenn Sie helfen möchten, so gibt es viele Möglichkeiten, sich für die Arbeit der NCL-Stiftung einzusetzen. https://www.ncl-stiftung.de/

Buchtipps

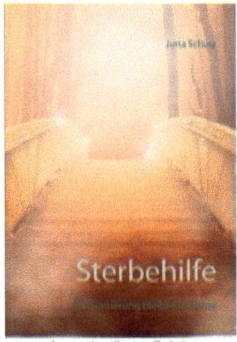

Autorin: Jutta Schütz
Verlag: Books on Demand

Wenn ein Mensch unheilbar krank ist, ist bei dem Betroffenen oder seinen Angehörigen der Gedanke an Sterbehilfe nicht mehr sehr weit weg.

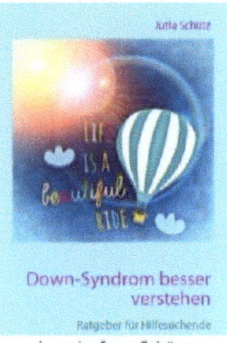

Autorin: Jutta Schütz
Verlag: Books on Demand

Menschen mit Down-Syndrom sind Menschen wie DU und ICH, nur mit einer kleinen Besonderheit. Und, haben wir Menschen nicht ALLE eine Besonderheit?

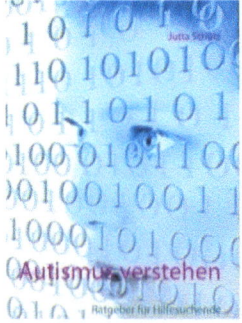

Autorin Jutta Schütz
Verlag: Books on Demand

Autismus ist nicht heilbar, aber die verschiedenen Symptome können gelindert werden. Je nach Ausprägung und Intensität der Symptome müssen die pädagogischen und therapeutischen Ansätze verschieden sein.

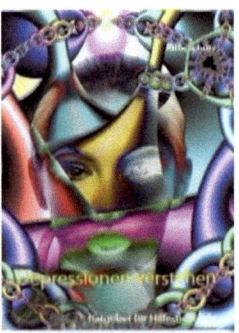

Autorin Jutta Schütz
Verlag: Books on Demand

Eine Depression kann jeden treffen, unabhängig von Alter, Geschlecht und sozialem Status. Frauen sind etwa doppelt so häufig wie Männer betroffen.

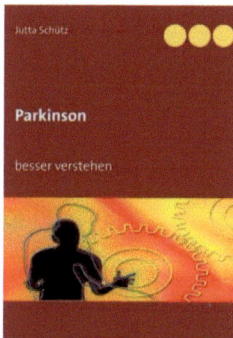

Parkinson zählt zu den häufigsten Krankheiten des Nervensystems (ZNS). In Deutschland leben zirka 350.000 Betroffene. Die eindeutigen Symptome treten erst relativ spät im Verlauf der Krankheit auf.

Parkinson besser verstehen
Autorin: Jutta Schütz
Verlag: Books on Demand
ISBN-13: 9783752839043
Paperback - 100 Seiten
Erscheinungsdatum: 13.07.2018
Sprache: Deutsch
Erhältlich als: BUCH und E-BOOK

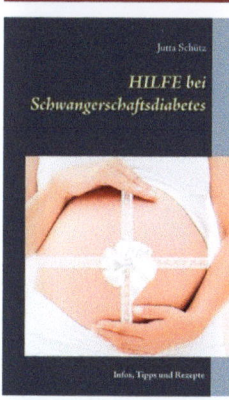

Buchdaten:
Hilfe bei Schwangerschaftsdiabetes
Infos, Tipps und Rezepte
Autorin: Jutta Schütz
Verlag: Books on Demand
Paperback, 64 Seiten,
ISBN-13: 9783752851007
E-Book:
ISBN-13: 9783752800012
Erscheinungsdatum: 03.05.2018
Sprache: Deutsch

Schwangere bemerken oft nichts von ihrer Erkrankung, da der Schwangerschaftsdiabetes meist beschwerdefrei bleibt.

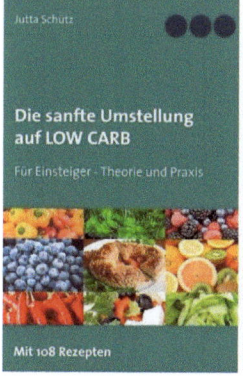

Buchdaten:
Die sanfte Umstellung auf Low Carb
Für Einsteiger - Theorie und Praxis
Mit 108 Rezepten
Autorin: Jutta Schütz
Verlag: Books on Demand
ISBN-13: 9783752849141
(Paperback) 212 Seiten
Auch als E-Book erhältlich
ISBN-13: 9783752883091
Erscheinungsdatum: 30.04.2018
Sprache: Deutsch

Das neue Buch "Die sanfte Umstellung auf Low Carb" ist für Neulinge und Einsteiger genau richtig. Neben Theorie und Praxis gibt es noch 108 kohlenhydratarme Rezepte.